각장애 학생을 위한
성공적인
통합교육 지침서

사단
법인 **한국난청인교육협회**
Korea Educational Association of Hard of Hearing

| 책을 펴내며 |

　처음 지침서가 만들어진 이래 청각장애인에게 큰 변화가 있었습니다. 그 중심에는 기술의 발달 즉, 고성능보청기 및 인공와우기기 도입이 있었습니다. 그에 더해 신생아 청력검사를 통한 청각장애 조기 발견 및 재활, 보청기나 인공와우 의료보험 확대 등은 청각장애인의 의사소통수단에도 많은 변화를 가져왔습니다. 이제 많은 청각장애인들은 음성언어(구어)중심으로 소통하고 있습니다.

　청각장애 학생들 또한 이제 보청기나 인공와우 기기를 통해 '듣고 말하고' 있습니다. 하지만 난청인들 안에서도 재활의 정도가 다양하다 보니 각각의 난청인에 맞는 교육적 방법이 절실합니다. 청각장애 학생들에게 학교는 작은 사회입니다. 유치원부터 시작되는 '통합교육'의 성공여부는 일반학급에서 난청인을 '알고' 배려하는 선생님이나 친구들을 통해 좌우되고 있다고 해도 과언이 아닙니다.

　그래서 이 지침서에 있는 청각장애에 대한 이해와 학습지도 방법 그리고 성공적인 통합교육에 도움이 될 자료와 정보들을 통해 청각장애학생을 제대로 알고 배려해 주시기를 부탁드립니다.

　이 책을 통해서 여전히 의사소통이나 친구관계 그리고 학업에 어려움을 갖는 많은 난청 학생들이 앞으로 사회구성원으로 자신의 몫을 다하고 모두가 배려하여 성공적인 통합교육이 이루어질 수 있기를 진심으로 기원합니다. 아울러 이 자리를 2006년 처음 지침서가 만들어질 당시부터 수고해 주신 여러 손길에도 감사드립니다.

오 은 주 / (사)한국난청인교육협회 이사장

iv

청각장애 학생을 위한

성공적인 **통합교육** 지침서

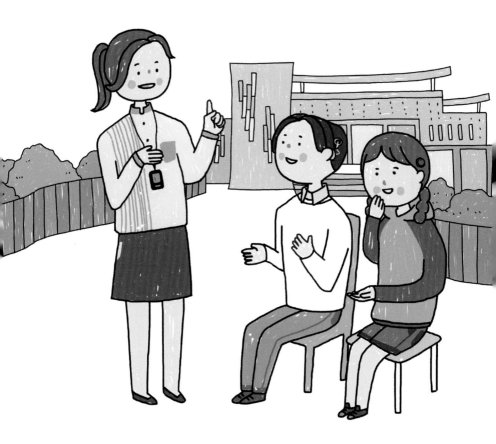

사단법인 **한국난청인교육협회**
Korea Educational Association of Hard of Hearing

청각장애 학생을 위한
성공적인 통합교육 지침서

1판 1쇄 인쇄 │ 2019년 09월 16일
1판 1쇄 발행 │ 2019년 09월 24일
1판 2쇄 발행 │ 2020년 12월 07일

지 은 이   장재진
펴 낸 이   사단법인 한국난청인교육협회
발 행 인   장주연
출 판 기 획   장희성
책 임 편 집   조형석
편집디자인   주은미
표지디자인   김재욱
발 행 처   군자출판사(주)
           등록 제 4-139호(1991. 6. 24)
           본사 (10881) 파주출판단지 경기도 파주시 서패동 474-1(회동길 338)
           Tel. (031) 943-1888   Fax. (031) 955-9545
           홈페이지 │ www.koonja.co.kr

ISBN 979-11-5955-484-1
정가 11,000원

| 개정 작업을 마치며 |

<청각장애 학생을 위한 성공적인 통합교육 지침서> 개정 작업은 첫 책이 나온 이후 그 사이에 달라진 부모와 선생님들의 청각장애에 대한 인식 변화와 교육 여건을 반영해야겠다는 마음으로 시작되었습니다.

학교 현장에 계시는 선생님들께서 청각장애 학생들을 교실에서 만났을 때 이전에 청각장애 학생을 지도하신 경험이 많지 않을 뿐만 아니라 복잡한 기기 사용법이나 청각장애 학생들의 행동 특성을 쉽게 파악하기란 쉽지 않을 것입니다.

이번 개정판은 누구나 편하게 읽을 수 있게 좀 더 쉽고 실제적인 내용을 담기 위해 노력했습니다. 이 책 한 권에 모든 것을 담을 수는 없었지만 (사)한국난청인교육협회에서 몇 년에 걸쳐 시행한 찾아가는 청각장애 인식개선사업과 각 시도 교육청 방문 등을 통해서 실제 현장의 이야기를 듣는 과정에서 좀 더 내실화할 수 있었습니다.

오늘도 각 현장에서 청각장애 학생들을 만나고 계신 선생님들과 그 학생들을 학교에 보내고 마음 졸이고 있을 부모님들, 그리고 학교에서 누구보다 고군분투하고 있을 학생들을 위해서 이 책을 드립니다. 아울러 개정 작업에 힘을 보태주신 청각학, 언어치료학, 특수교육학 분야의 교수님들과 선생님들께도 깊은 감사를 드립니다.

장 재 진
언어재활사, (사)한국난청인교육협회 청각장애 인식개선사업 선임 강사

| 추천사 |

우리나라 청각장애교육은 1909년 미국 선교사인 홀여사가 평양맹아학교를 설립한 이후 주로 일부 뜻있는 독지가에 의해 개별적으로 청각장애학교 중심으로 발전되면서, 점차적으로 공교육 영역으로 확대되어 왔습니다.

세월이 지나면서 과학기술의 발달에 따른 청각 보장구의 발전과 조기교육의 중요성에 대한 부모의 인식이 크게 향상되어 청각장애교육은 특수학교 중심의 교육에서 일반학교 중심의 통합교육으로 변화되었습니다. 110년이 지난 지금에서는 청각장애 학생들이 일반학교로 진학하는 경향이 두드러져서 특수학교에 다니는 학생 수는 점차 감소하여 청각장애 학생의 약 78%가 통합교육을 받고 있는 상황이 되었습니다.

어떠한 교육환경에 배치되느냐에 따라 청각장애 학생에게 미치는 영향력의 크기와 정도는 매우 다르다고 생각합니다. 특히 청각장애 학생에 대한 교육 경험이 적은 일반교사와 일반학생들에게 보다 정확한 정보를 제공하여 청각장애 학생에 대한 올바른 시각을 가지고 함께 생활할 수 있도록 지원하는 것은 매우 중요합니다.

이런 의미에서 (사)한국난청인교육협회를 중심으로 청각장애 학생들과 학부모님들의 지금까지의 경험이 고스란히 담겨있는 이 지침서는 참으로 소중합니다. 많은 사람들은 이 지침서가 청각장애 당사자와 가족들 본인의 직접적인 목소리로 일반교사와 일반학생들에게 청각장애에 대한 인식을 변화시키는 작은 씨앗이라고 생각할 것입니다. 반드시 시간이 지나면 뿌려진 씨앗이 새싹을 피우고 꽃을 피우고 열매를 맺으며 나이테가 쌓이는 과정을 거치는 것처럼 청각장애 학생들이 더 자연스럽고 만족스럽게 통합교육을 받을 수 있는 환경이 조성되기를 간절히 바랍니다.

　아울러 이 지침서가 나오기까지 연구를 맡아 수고해 주신 (사)한국난청인교육협회 집필진의 노고에 감사드립니다.

송 영 준

현) 한국선진학교 교감

(전 국립특수교육원 기획연구과장)

| 이 책이 나오기까지 도와주신 분들 |

구호림

우송대학교 언어치료청각재활학과(청각학) 겸임교수
(사)한국난청인교육협회 자문위원, 청각장애 인식개선사업 자문강사

김유경

우송대학교 언어치료청각재활학과(청각학) 초빙교수

김주석

소양서초등학교 교사

윤갑영

산내초등학교 교사

이 책이 나오기까지 많은 관심을 가져주신 (사)한국난청인교육협회 이사진, 지부 임원진,
청각장애 인식개선사업 강사진 등 모든 분들께 감사드립니다.

| CONTENTS |

책을 펴내며   iv

개정 작업을 마치며   v

추천사   vi

이 책이 나오기까지 도와주신 분들   viii

Ⅰ. 우리 반에 청각장애 학생이 왔어요   1

  1. 청각장애란 무엇인가요?   4

    1) 청각기관과 청각장애   4

    2) 청력손실 정도에 따른 청각 보장구의 종류   8

    3) 언어치료 및 청능훈련   11

Ⅱ. 작은 도움만 있으면 함께 공부할 수 있어요   13

  1. 일반 학교에 다니는 청각장애 학생들   16

    1) 청각장애 학생들이 통합교육을 하는 이유   16

    2) 청각장애 외에 다른 어려움이 함께 있는 학생들도 있어요   17

    3) 많은 청각장애 학생들은 학교에서 어떻게 지내고 있을까요?   18

  2. 선생님 이렇게 도와주세요   19

    1) FM수신기   19

2) 문자통역   22

3) 듣기평가   24

4) 예체능시간   24

5) 수행 평가   25

＊ 수업 시간 tip   26

Ⅲ. 작은 배려만 있으면, 함께 생활할 수 있어요   29

1. 체험 학습 등 교내·외 활동   31

2. 교실에서 이루어지는 활동   31

3. 소통의 어려움   32

4. 감정, 공감, 이해의 어려움   33

5. 반 친구들도 함께 격려해주세요   34

＊ 학교 생활 tip   35

Ⅳ. 선생님들이 많이 하시는 질문 Q&A   37

Ⅴ. [요약본] 청각장애 학생들을 이렇게 도와주세요   53

Ⅵ. 사단법인 한국난청인교육협회 소개   57

I.

우리 반에
청각장애 학생이
왔어요

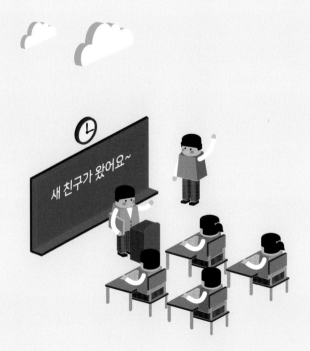

학급에 청각장애 학생이 배정되었다고 하면 선생님들의 반응은 몇 가지로 나뉩니다. 청각장애 학생이면 못 듣는 거 아닌가? 다른 장애보다 심한 건가? 수어를 모르는데 어쩌지? 수업을 잘 따라갈 수 있을까? 잘 듣고 말하는 것 같은데? 잘 이해하고 있는 건가? 기계가 비싸다던데? 그리고 어떻게 도와주어야할지 잘 모르겠다? 등입니다.

현재 교육부 자료(2019 특수교육연차 보고서)에 의하면 청각장애 학생의 75%이상이 일반 학교에 다니고 있습니다. 청각장애 학생들은 이르게 보청기나 인공와우를 착용하고 이르게는 3~6개월부터 언어치료와 청능재활을 받고 있습니다. 어린이집과 유치원에서 통합교육을 받기 시작하였고 또래와 비교하여 크게 차이 나지 않은 언어 능력을 갖춘 청각장애 학생들도 많이 있습니다. 그 외에 오랜 재활의 노력에도 불구하고 다른 어려움을 함께 가지고 있거나 귀의 구조적인 문제들로 인해 재활이 어려운 학생들도 있습니다.

그러다 보니 청각장애 학생이라 할지라도 모두가 학습과 소통 상황에 있어서 일정한 상황에 있지 않고 다 각각 재활의 정도가 다양합니다. 또한, 거의 모든 청각장애 학생들은 언어 발달이나 기억력, 학습의 문제, 친구들과 소통하는 어려움을 겪고 있습니다. 청각장애 학생들은 청각장애를 가진 스스로에 대한 이해와 학교환경에서 어떻게 도움을 받아야할지에 대한 어려움, 교사로서는 학생에 대해 어떻게 이해해야 할지에 대한 난감함, 부모로서는 아이에 대해서 어떻게 말해야 하고 도움을 구해야 할지에 대한 막막함을 가지고 통합교육을 시작하게 됩니다.

하지만 학교 선생님들과 친구들이 청각장애에 대해 정확하게 이해하고, 청각장애 학생과 부모가 자신을 당당히 드러내며 학교 활동에 협력할 때 청각장애 학생들은 통합교육에 성공할 수 있습니다.

이 장에서는 청각장애란 무엇이고, 청각장애 학생들은 어떤 보장구를 필요로 하는지, 왜 통합 교육이 필요한지에 대한 이야기를 담았습니다.

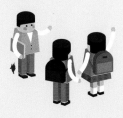

1. 청각장애란 무엇인가요?

1) 청각기관과 청각장애

🎵 청각기관이란?

청각기관은 외이, 중이, 내이, 그리고 중추청각기관으로 구성되어 있습니다. 외이는 귀바퀴부터 고막까지를, 중이는 고막과 이소골을, 그리고 내이는 달팽이관과 청신경 부분을, 중추청각기관은 청신경을 포함하여 청각피질까지 이르는 모든 기관을 의미합니다. 각 기관의 유기적인 작용에 의해 외부에서 발생된 소리가 인간의 뇌까지 전달됩니다.

청각 기관을 그림으로 보면 다음과 같습니다.

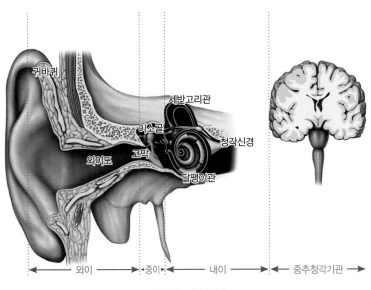

그림 1. **청각기관**

외이는 소리로 들려지는 음파 에너지를 고막을 통해 중이로 전달하는 역할을 합니다.

중이는 고막을 통해 전달된 소리에너지가 이소골의 지레 작용을 통해 증폭시키는 역할을 합니다.

내이는 중이의 난원창을 통해 증폭된 소리에너지를 전기에너지로 바꾸어 청신경으로 전달하는 기능을 합니다. 청신경은 신경세포로 전달된 자극을 뇌로 전달합니다.

중추청각기관은 청신경을 통해 전달된 소리를 분석, 통합하는 기능을 합니다.

이 과정이 모두 이루어져야 우리는 소리를 듣게 되며, 소리를 이해할 수 있습니다.

아울러, 세반고리관은 몸의 균형 감각을 담당하는 기관입니다. 세반고리관에 문제가 생기면 어지럽거나 몸의 균형을 잡는데 어려움을 겪을 수 있습니다.

청각장애란?

청각장애란 청각기관의 이상에 의하여 정상적으로 듣지 못하는 경우를 말하며, 그 원인은 다양합니다. 이러한 청력 손실은 외이나 중이에 염증이 생겨 일시적 또는 영구적으로 기능이 상실되어 생기기도 하지만 선천적으로 내이나 중추청각기관에 문제가 있는 경우에도 생길 수 있습니다. 이 모든 경우에 우리는 청각장애라고 불리는 회복될 수 없는 심한 청력손실을 가지게 됩니다. 이런 경우에는 보청기나 인공와우 같은 청각 보장구를 평생 착용해야 하며 보장구 없이는 의사소통이 어려워지게 됩니다.

청각장애는 크게 선천성 청각장애와 후천성 청각장애로 나뉩니다. 선천성 청각장애는 청력손실이 가지고 태어나면서 언어 습득 전에 청각문제를 겪게 되는 것이며, 후천성 청각장애는 주로 말을 배운 후 청각 문제를 겪게 되는 것을 말합니다. 노인성 난청이나 돌발성 난청과 같은 후천성 청각장애는 언어발달이 이미 다 이루어진 이후에 청각장애가 발생하기 때문에 발음이나 언어 사용에 크게 문제가 없는 경우가 많습니다.

하지만 대다수 학교 현장에서 만나는 청각장애 학생들은 선천성 청각장애로 보청기나 인공와우를 조기에 착용하여 기기를 통해 듣는 소리가 익숙한 학생들이 많습니다. 더구나 다른 소리는 들어 보지 못해서 자신이 잘 듣고 있다고 생각하는 경우가 많습니다.

청각장애는 단순히 듣기에만 문제가 있다고 생각하기 쉽습니다. 하지만, 청각장애는 듣기의 어려움으로 인해서 언어발달, 주의집중, 의사소통, 학업성취 능력, 또래 관계 자존감, 정체성 등에서 어려움을 겪는 경우도 많습니다.

다음은 청각장애를 청력손실의 정도로 구분한 예입니다.

표 1. 청력손실 정도에 따른 난청의 분류

청력손실	범위 (dB HL)	의사소통 상태
정상	0-15	의사소통에 문제가 없다.
미도난청	16-25	먼 거리에서 작은 말소리를 듣는데 어려움이 있다.
경도난청	20-40	보통 말소리는 들을 수 있으나 작은 말소리나 말소리의 일부분을 놓치기 쉬워 말소리를 정확하게 듣는데 어려움이 있다. 특히 소음 상황에서 말소리 듣기가 어렵다.
중도난청	41-55	조용한 상황에서 말소리의 50%를 놓친다. 소음 상황에서는 말소리를 제대로 알아듣기 힘들며 말하는 사람의 입모양을 보지 않으면 정확히 알아듣기 힘들다.
중고도난청	56-70	말소리의 대부분을 알아듣기 어려워한다. 언어 및 조음 발달이 완전하지 못하게 된다.
고도난청	71-89	대부분의 환경음이나 말소리를 알아듣기 어려워한다. 귀에 대고 큰 소리로 말해야 겨우 알아들을 수 있으나 변별은 매우 어렵다.
심도난청(농)	90이상	귀에 대고 큰 소리로 말해도 전혀 못 알아듣는다. 교실에서 듣기문제로 주의산만한 행동을 하거나 쉽게 피로를 느낄 수 있다.

2) 청력손실 정도에 따른 청각 보장구의 종류

📶 보청기

보청기는 소리를 크게 만드는 증폭기의 역할을 하며, 청력 손실의 정도나 귀 상태에 따라 크게 귓속형과 귀걸이형으로 구분하여 착용합니다. 청각 손상 정도가 심하지 않은 경도 난청의 경우에는 보청기가 도움을 줄 수 있으나 고도 및 심도 난청인 경우에는 보청기의 도움을 받는 데에 한계가 있습니다.

보청기의 종류는 귀걸이형(BTE)으로 크기가 작은 미니 BTE와 리시버가 외이도로 분리된 RIC 보청기가 있으며, 귀속형에는 외이형(ITE), 외이도형(ITC), 고막형(CIC), 초소형(IIC)로 구분됩니다.

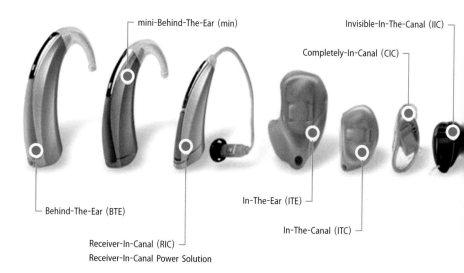

그림 2. **보청기의 종류**

🎵 보청기 적합

보청기를 착용했다고 해서 모든 소리를 다 들을 수 있는 것은 아닙니다. 귀에 착용하는 기계이니만큼 귀지나 다른 이물질들이 끼기도 하고 습기 등에 약하기 때문에 지속적인 관리가 필요합니다. 청력이 변화하는 경우도 있기 때문에 지속적인 청력 검사와 함께 보청기의 조절이 꼭 필요합니다.

보청기의 조절이 잘 이루어지지 않으면 모든 소리가 시끄럽게 들리거나 너무 작아서 듣기가 어려워서 보청기 착용을 꺼려하는 양상으로도 나타날 수 있습니다. 그래서 주기적인 보청기의 점검과 조절은 꼭 필요합니다.

🎵 인공와우

내이가 선천적으로 기형이거나 소리를 듣는 청각유모세포가 손상되었을 때 그 기능을 대신할 수 있는 장치를 이식하여 청신경에 직접 전기자극을 주어 고도 이상의 난청인들이 말소리를 들을 수 있게 하는 장치가 '인공와우'입니다. 인공와우는 보청기와 달리 외이와 중이를 거치지 않고 정신경으로 직접 전기신호를 자극하여 언어습득 전 농아동의 말소리 인지와 언어발달에 도움을 줍니다.

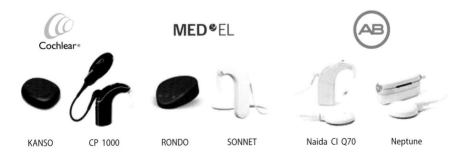

그림 3. 최신 인공와우 외부 어음처리기의 제조사별 모델

📶 인공와우 매핑

신생아 청각선별검사의 시행으로 청각장애의 조기발견이 가능하게 되었고 대부분의 고도난청 아동들은 생후 12개월 전후에 인공와우 이식술을 받을 수 있게 되었습니다. 그래서 한쪽 귀 또는 양쪽 귀 동시에 인공와우 이식술을 받고 있으며 한쪽의 경우 3~4시간, 양쪽의 경우 7~8시간에 걸친 전신마취를 통해 인공와우 이식술이 진행됩니다.

그런데 수술이 끝이 아닙니다. 인공와우는 보청기와 달리 내부장치와 외부 어음처리기를 통해 전기자극으로 제공되는 소리를 인식하는 과정이 반드시 필요합니다. 우리가 눈이 나쁠 때 매번 안과에 가서 시력을 확인하고 안경 도수를 바꾸는 것처럼, 인공와우 사용자들은 소리를 조절하는 매핑 과정을 정기적으로 진행해야 합니다.

매핑은 인공와우를 통해 소리를 인식하도록 전문 청능사가 말지각 지도를 만들어 줍니다. 말소리 특성에 맞춰 주파수와 강도를 조절하는 것을 말합니다.

인공와우 매핑과정은 적어도 매 6개월마다 정기적으로 시행되어야 하며 기기에 문제가 생기거나 갑자기 듣기 수행력이 떨어지는 경우에도 인공와우 전문 청능사를 방문하여 매핑을 받아야 합니다.

매핑의 최종 목표는 큰소리를 큰소리로 작은 소리를 작은 소리로 들을 수 있도록 하며, 말소리의 미세한 부분까지 청각적 단서만으로 정확히 들을 수 있게 하는데 있습니다. 따라서 매핑은 인공와우 사용자에게 모든 소리를 건청인처럼 잘 들을 수 있도록 평생 동안 정기적이고 지속적으로 이루어지는 과정입니다.

3) 언어치료 및 청능훈련

신생아 청각선별검사가 의무화되면서 청각적 문제가 있는 아이들의 경우 <1-3-6>원칙에 의해 청각장애 아동들은 보장구 착용과 재활 과정을 거치게 됩니다. <1-3-6>원칙이란 1개월 이내에 청각장애를 확진받고 3개월 내에 보장구를 착용하며 6개월 내에 재활을 시작하라는 원칙입니다. 그러다 보니 청각언어센터에 오는 가장 어린 연령대의 아기들은 거의 3~6개월밖에 안된 경우도 많습니다.

목도 못 가눌 때부터 청각장애 아이들은 청능훈련과 언어치료를 받습니다. 인공와우나 보청기와 같은 보장구를 착용하면 소리를 듣고 말을 들을 수 있다고 생각하지만 대부분의 학생들은 언어를 배우기 이전에 청각장애가 된 것이기 때문에 이러한 훈련 과정 없이 말을 하는 것은 거의 불가능합니다. 어떻게 소리에 반응해야하는지 어떤 소리를 들어야 하는지 훈련과 재활을 통해서 학생들은 소리에 반응하고 말을 배우게 되며 이 과정은 정말 힘들고 어려운 과정입니다.

이러한 청능훈련과 언어치료는 평생동안 이루어집니다. 어릴 때부터 조기 재활을 하다보니 최소 4-5년의 재활이후에는 언어 수준이 일반 아이들에 못지않게 높아지는 경우도 있습니다. 하지만 대부분 청각장애 학생들은 1주일에 몇 번씩 적어도 1회 이상의 훈련을 지속적으로 받습니다. 이러한 언어치료는 성인 시기까지 이어지기도 합니다. 그만큼 청각장애 학생들이 듣고 말하는 일은 시간과 노력이 많이 필요한 일이라는 것을 짐작할 수 있습니다.

행복이
들립니다

한국난청인교육협회

Ⅱ.

작은 도움만 있으면
함께 공부할 수
있어요

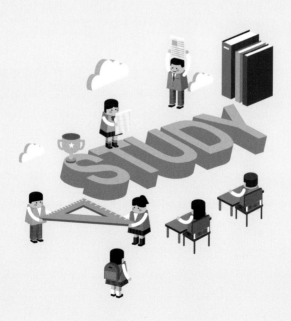

우리 학급의 청각장애 학생은 "잘듣는 것 같다"고 생각하실 수 있습니다. 별 다른 도움 없어도 잘 지내는 것처럼 보이기도 합니다. 혹은 "정말 못 듣는다" "듣기 집중력이 떨어진다"는 느낌을 받기도 합니다. 하지만 청각장애 학생들은 태어나서 지금까지 최대로 잘 들어본 경험이 없는 학생들입니다. 따라서 대부분의 청각장애 학생들에게 "잘 들리니?"하고 물어보면 거의 대부분의 학생들이 "잘들린다"고 대답합니다. 또한, 청각장애 학생들은 스스로가 자신의 문제를 이야기하거나 요구하는 것에 익숙하지 않습니다.

청각장애 학생들은 선생님과 친구들의 배려만 있어도 학습을 따라가기에 큰 어려움이 없으며 다른 친구들과 어울려 공부할수 있습니다. 청각장애 학생들이 인공와우나 보청기를 착용한 듣기가 정상 범위안에 있더라도 일반 사람들의 듣기와는 완전히 다릅니다. 보청기와 인공와우의 경우 말을 듣고 배울 수 있도록 말소리에 집중하도록 만들어졌습니다. 그러다 보니 강당이나 운동장과 같은 넓은 환경이나 소음 상황, 음악 소리, 영어 등 다양한 상황의 듣기가 원활하지 않은 경우가 많습니다. 보청기나 인공와우처럼 기기로 듣는 경우의 어려움을 추가적인 기기를 통해 도움을 받아야 할 수도 있습니다.

선생님들께서 이러한 청각장애의 특성을 이해하고 청각장애학생들이 잘 들을수 있도록 돕는 보조기기인 FM수신기, 수업 이해를 돕는 문자 통역 등을 이용해주시면 청각장애 학생들의 학습에 큰 도움이 됩니다. 자리 배치, 모둠 활동에서 조금만 관심을 가져주신다면 청각장애 학생들이 친구들과 함께 수업하고 생활할 수 있을 것입니다.

이 장에서는 선생님들께서 학교생활에서 청각장애 학생들의 학습권을 위해 도움을 주실 수 있는 여러 방법들을 담았습니다. 이 장을 참고하셔서 학생의 청각적 특징이나 청력 상태, 부모나 학생의 요구 사항을 반영하여 여러 가지 도움을 제공할 수 있습니다.

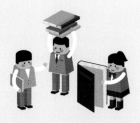

1. 일반 학교에 다니는 청각장애 학생들

1) 청각장애 학생들이 통합교육을 하는 이유

통합교육이란 장애를 가진 학생과 비장애학생들이 함께 생활하고 배움으로써 이를 통해서 학생들은 장애학생들과 비장애학생들을 일반 학교에서 함께 교육하는 것을 말합니다. 서로를 이해하고 편견 없이 상호 협조하면서 성장할 수 있습니다.

그러나 단순히 장애를 가진 학생을 일반학교에 배치하는 것만으로는 진정한 의미에서의 통합교육이 이루어졌다고 볼 수 없습니다. 통합교육에서 중요한 점은 장애학생과 비장애학생이 서로 이해하고 배려하면서 교실 내에서 충분한 상호작용이 일어날 수 있도록 하여 모두가 배우고 성장할 수 있는 여건을 만드는 것입니다.

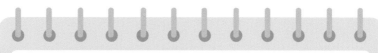

👍 청각장애 학생들에게 좋은 점

● **사회성 및 언어 발달**
청각장애 학생이 같은 생활 연령의 또래들과 함께 생활함으로써 자기 나이에 적절한 행동을 보고 모방하며 배울 수 있습니다. 또한, 상황에 맞는 언어를 습득할 수 있고, 사회적으로 수용될 수 있는 다양한 행동과 언어를 배울 수 있습니다.

● **능력 발휘의 다양한 기회 제공**
일반학급에서 비장애학생들과 함께 생활하면서 다양한 교육환경에서 청각장애 학생의 숨겨진 능력을 발견하고 이를 발휘할 기회를 가질 수 있습니다. 그림을 잘 그리거나 글을 잘 쓰거나 컴퓨터를 잘하는 것과 같은 다양한 재능을 발휘하는 청각장애 학생들이 많습니다.

👍 **같은 반 같은 학교 학생들에게 좋은 점**

● 어렸을 때의 경험이 어른이 되었을 때의 장애에 대한 편견을 없앨 수 있습니다.
● 자신과 다른 사람을 배려하는 마음과 태도를 가질 수 있습니다.
● 더불어 살아가는 기회를 갖게 되므로 다양한 사회적 행동을 배우게 됩니다.
● 장애 학생을 이해하고 함께 어울리는 것 자체가 비장애학생에게는 효과적 인성 교육이 될 수 있습니다.
● 장애 학생과의 상호작용을 통하여 인간의 존엄성을 스스로 배울 수 있게 됩니다.

2) 청각장애 외에 다른 어려움이 함께 있는 학생들도 있어요

청각장애 학생들 중에는 다른 어려움이 함께 있는 경우도 있습니다. 인공와우 수술은 받았으나 청신경이나 내이 기형 등의 문제로 듣기의 어려움이 많은 경우, 다른 형태의 중복 장애가 있는 경우, 발음에 어려움이 있는 경우, 언어와 인지 발달이 늦어 또래와 언어 수준이 차이가 나는 경우 등 다양하게 나타납니다. 청각적 문제 외에 다른 어려움이 있는 아동들은 점차 늘어나고 있는 추세에 있기도 합니다.

듣기나 언어가 늦어서 학습이 어려운 경우라도 해도 크게 어려워하실 필요는 없습니다. 학생의 수준과 상황에 맞추시면 됩니다. 모든 장애 학생들과 마찬가지로 청각장애 학생들 모두가 케이스 바이 케이스(case by case) 즉 재활의 정도와 상황은 모두 다 다릅니다. 부모님과 학생의 상황을 충분히 이야기하시고 친구들에게 도울 수 있는 기회를 주신다면 청각장애 학생들의 통합 교육에 큰 힘이 될 것입니다.

3) 많은 청각장애 학생들은 학교에서 어떻게 지내고 있을까요?

학업능력

언어 능력이나 인지 능력에 비해 낮은 학업 성취를 보이는 경우가 많습니다. 듣기의 어려움으로 인한 기초적인 학습능력이 부족한 경우가 많으며 학년이 올라갈수록 격차가 커지는 경우가 많습니다. 듣기가 어렵다보니 교과 수업을 수업 시간내에 따라가기가 어렵습니다. 이는 학습적 상황에서 듣기의 양이 늘어나는 문제로 보여지는데, 청각장애 학생들이 듣기가 아무리 좋다고 해도 교실 상황에서 비장애학생들만큼 듣기를 집중하고 수행하기는 쉽지 않습니다.

의사소통

대부분의 청각장애 학생들은 보청기나 인공와우를 착용한 청력이 25~35 dBHL로 소리를 듣는데 크게 무리가 없는 경우가 많습니다. 하지만 이러한 보청기와 인공와우 사용 역치에 비해서 교실속 소음 상황에서 듣고 대화하기는 쉽지 않습니다. 더구나 청각적 어려움으로 인해 주변을 살피는 능력이나 상황에 대한 눈치가 빠르지 않아 소통함에 있어 오해를 받는 경우가 많습니다.

사회성

또래 뿐만 아니라 교사와도 관계 형성에 어려움을 겪는 경우가 많습니다. 친구들과 소통도 되지 않고 선생님과도 여러 이야기를 나누지 못하다보니 고립감을 느끼거나 심리적 문제가 발생하는 경우가 많습니다. 청소년시기에는 정체성에 혼란을 보이기도 하며, 부모와의 관계에서도 어려움을 갖는 경우가 많습니다.

활동 참여의 어려움

방과후, 각종 학교 행사에 참여하기 어려운 경우가 많고 학교 외부로 나가는 경우에는 선생님들도 부담스러워하는 경우가 많습니다. 보장구에 대한 고민으로 학생들 스스로 포기하거나 선생님의 부담감으로 현장학습이나 수련회 등을 참석하지 못하는 경우도 있습니다. 교사나 학생이 느끼는 가장 큰 문제는 보청기나 인공와우 기기 관리나 고장 등에 대한 부담이었습니다.

2. 선생님 이렇게 도와주세요

1) FM수신기

수업 시간에 인공와우나 보청기를 착용한 학생이 선생님의 말씀을 항상 가까이서 들을 수 있다면 좋겠지만 실제 교실에서는 선생님과 상당한 거리를 두고 소음이 많은 환경에서 수업을 하는 경우가 많습니다. 특히 교실에는 벽과 바닥 등에서 소리의 반사(반향)가 나타나기도 하고 강당이나 운동장같이 넓은 곳에서는 선생님의 목소리가 멀어질수록 소리가 작아져 잘 들리지 않게 됩니다.

FM시스템은 이러한 문제점을 보완하기 위해 송신기와 수신기를 통하여 교사의 음성이 직접 청각장애 학생의 인공와우나 보청기로 전달이 되도록 만들어주는 장치입니다. 선생님이 착용한 송신기 즉 마이크를 통해서 선생님의 목소리가 직접 아동의 인공와우나 보청기로 들어가게 됩니다.

FM시스템을 사용하면 인공와우나 보청기를 착용한 학생과 멀리 떨어져 있는 경우라도 바로 옆에서 가까운 곳에서 이야기하는 것처럼 들려 청각장애 학생의 학습 효과도 커지고 수업의 집중도를 높여줍니다.

FM시스템을 착용하면 좋은 점

① 수업을 잘 들을 수 있어 학습 효과가 높아진다.
② 수업의 집중도가 높아진다.
③ 수업 집중에 대한 피로감이 적어진다.

📶 FM시스템 구성 및 구분

FM시스템은 마이크(FM송신기)와 FM수신기로 구성되어 있습니다. FM수신기는 보청기나 인공와우에 연결하여 사용합니다. FM시스템을 사용하려면 선생님께서 마이크를 사용하셔야 합니다. FM시스템이나 사용 방법이 조금씩 다르지만 FM마이크는 대부분 목걸이 형태로 목에 걸거나 옷에 꽂는 형태로 입 가까이에 위치해야 듣기에 도움이 됩니다.

학년의 시작에 부모나 교사가 고민하게 되는 하나가 FM시스템인데 선생님이 어떻게 잘 사용해주시느냐에 따라 청각장애 학생이 수업 시간에 있어서 듣기에 대한 자신감을 가질 수 있습니다.

선생님께서 다소 불편함을 느끼실 수 있습니다. 하지만 인공와우나 보청기를 착용한 학생이 수업을 이해하는데 FM시스템이 큰 도움을 주므로 마이크를 사용하는데 적극적으로 협력하여 주시면 감사하겠습니다.

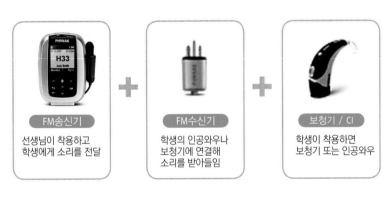

그림 4. FM시스템 구성

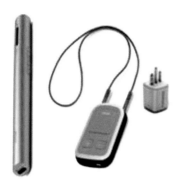 

그림 5. 다양한 형태의 FM수신기

표 2. FM시스템 상세설명

구분	상세설명
FM송신기	말하는 사람(선생님)의 음성을 수신기로 전달하는 마이크입니다. 송신기의 마이크로 화자의 음성이 들어가게 되어 청각장애 학생에게 수신해 주는 기기입니다.
FM수신기	송신기에서 말하는 사람(선생님)의 음성을 받아들여 인공와우나 보청기로 음성을 전달해 주는 역할을 합니다.
보청기/ 인공와우	인공와우나 보청기는 FM수신기로부터 받아들인 소리를 증폭해 학생이 듣도록 합니다. 인공와우나 보청기와 수신기를 연결하기 위해서 어댑터가 필요한 경우도 있습니다.

2) 문자 통역

듣기상의 어려운 학습적인 부분을 돕기 위한 또다른 방법으로 문자 통역이 있습니다. 선생님들은 FM시스템과 같은 작은 마이크를 착용하시면 되고, 선생님의 수업 내용이 동시 자막 형태로 학생의 핸드폰 화면이나 PC에 나오게 됩니다.

하지만 학교 현장에서는 문자 통역을 위한 장비 설치 및 수업 공개에 대한 부담 등이 문자 통역을 어렵게 만들고 있습니다.

현재는 문자통역서비스의 장비가 많이 간소화되었고, 학습 내용은 청각장애 학생만 제공되고 있다는 점에서 선생님들의 많은 참여가 이루어지고 있습니다.

고학년이 될수록 학습의 양과 정보의 양이 늘어나게 되면서 많은 청각장애 학생들은 다른 보조적 수단이 필요하게 됩니다. 특히, FM시스템과 같은 보조수단을 활용해도 듣기에 어려움이 많은 청각장애 학생들이나 선생님의 빠른 말속도와 많은 학습의 양 등으로 어려움을 겪는 청각장애 학생들에게 문자 통역은 수업을 돕는 좋은 수단이 됩니다.

문자 통역은 원격 또는 현장에서 실시하는 방법으로 크게 나뉩니다. 각시·도 교육청이나 AUD(에이유디, 사회적 협동조합)에서 실시하는 문자 통역 서비스는 선생님의 마이크를 통해서 원격으로 수업내용이 문자통역사에게 전달되고, 문자 통역사는 선생님의 수업 내용을 활자화하여 학생의 태블릿이나 스마트폰으로 전달하게 됩니다. 때로 문자 통역사가 직접 교실로 오는 경우에는 현장에서 문자 통역사가 직접 선생님의 수업 내용을 바로 작성하여 학생에게 전달하는 경우도 있습니다.

문자 통역을 받은 학생들은 다른 학생들과 수업 내용을 따라갈 수 있다는 점에 큰 만족감을 표합니다. 수업의 흐름을 따라갈 수 있어서 좋다는 면에서 친구들이 웃을 때같이 웃을 수 있다는 점 때문에 청각장애 학생들의 만족도는 매우 높습니다.

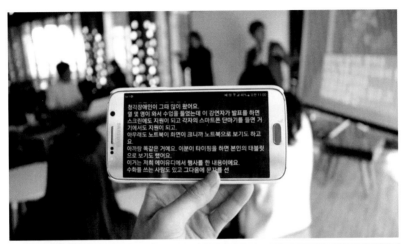

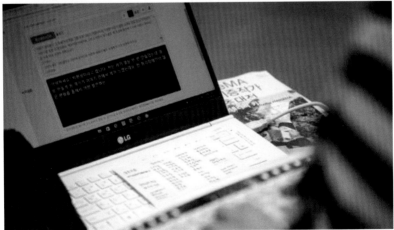

그림 6. **문자통역**

3) 듣기평가

대학수학능력시험에서도 청각장애 학생의 국어와 영어의 듣기평가는 듣는 내용이 포함된 지문을 제공하고 학생이 이 내용을 읽고 답하는 방식으로 이루어지고 있습니다.

듣기가 어려운 청각장애 학생의 특성상 학업성취도평가나 학교 단위에서 이루어지는 각종 듣기 평가에서도 청각장애 학생들에게 이러한 방법으로 지문을 제공할 수 있습니다. 해당 교육청 등에 청각장애 학생용 듣기평가 지문 자료를 요청해서 시험 시간에 제공해주시면 됩니다.

4) 예체능시간

청각장애의 특성상 음악, 체육 등 다양한 과목에서 제한이 있을 수 밖에 없습니다. 음악 과목에서는 듣기에 대한 제한이 있어서 노래 부르기, 청음 등에서 어려움을 겪게 됩니다. 말을 잘하는 청각장애 학생이라도 노래나 악기 연주, 청음 활동 등에서는 한계에 부딪히는 경우가 많습니다.

음악 과목에서는 노래 부르기를 감상으로, 건반 악기나 리코더, 하모니카 등의 연주를 타악기의 연주로 바꾸어주시는 방법으로 수행 평가를 진행해주시면 음악 변별에 어려움을 겪는 청각장애 학생들에게 많은 도움이 될 것입니다.

청각장애 학생들은 대부분의 체육 활동이 가능합니다. 듣기가 어려운 학생이라면 시각적으로 출발을 알리는 수신호 등으로 시각적인 신호를 함께 주는 것이 좋습니다.

　최근 생존 수영이 의무화되면서 인공와우나 보청기를 착용하는 청각장애 학생들도 수영 활동에 참여해야 하는 경우가 많습니다. 인공와우의 경우에 수영용 방수팩을 착용할 경우 인공와우를 착용하고 수영이 가능합니다. 때로는 보장구를 빼고 수영 활동을 하게 되는 경우도 있습니다. 그 경우에는 정확한 입모양을 보게 하시고 천천히 설명해주시면 됩니다. 방수팩을 넣거나 귀에 고정하는 등의 기기 관리에 대한 문제로 인해 보조교사를 지정해주시는 학교도 있습니다.

5) 수행평가

　학교 교육 체계가 과정 중심 평가 과정이 되면서 수행 평가의 중요성이 커지고 있습니다. 안타깝게도 청각장애 학생들은 수행 평가에서 많은 어려움을 호소하는 경우가 많습니다.

　수행평가에 대해서는 과제에 대한 이해가 어려울 수 있어서 별도의 설명이 필요한 경우도 있습니다. 말로 설명하시기 보다 중요한 내용은 써주시거나 별도의 프린트물로 안내해주시면 더욱 좋습니다. 수행 평가와 관련된 점수를 주실 때도 소리 등 청각적 부분과 관련된 내용이나 과제에 있어서는 점수를 주실 때 감안해주시면 감사하겠습니다.

　아이들과 함께 하는 수행평가의 경우, 선생님의 관심이 조금 더 필요합니다. 같은 모둠의 친구들이 배제하거나 평가 과정 자체에서 따돌리는 경우가 생기기도 합니다. 모둠의 아이들에게 청각장애 학생을 잘 챙겨주시기를 부탁해주시기 바랍니다. 또한, 모둠별 점수를 주실 때도 다소 부족함이 있더라도 청각장애 학생의 조에 대한 약간의 배려를 해주시면 감사하겠습니다.

수업 시간 tip

청각장애 학생이 학급에서 이루어지는 여러 가지 활동에 참여할 수 있게 하기 위해서는 선생님과 반친구들의 다음과 같은 배려가 필요합니다.

자리배치

청각장애 학생은 보청기나 인공와우와 같은 보장구를 사용하여 선생님이나 친구들의 소리를 듣습니다. 그러므로 칠판이나 선생님과의 거리가 너무 멀지 않고 얼굴 표정과 입 모양이 잘 보이는 가운데 두 번째 자리에 배치시켜 주십시오. 너무 앞자리는 오히려 얼굴 표정이나 입 모양을 읽기에 적합하지 않습니다.

특히 운동장에서 조회나 체육활동 시 맨 앞줄보다는 친구들의 행동을 볼 수 있는 두 번째 줄이 좋습니다. 모둠활동 시에도 선생님을 등지고 앉지 않도록 배려해 주십시오.

짝 선정

청각장애 학생도 다른 학생들과 마찬가지로 반드시 짝이 필요합니다. 짝은 청각장애 학생에게 특별히 관심을 보이거나 남을 잘 도와주는 품성의 학생이면 좋습니다. 하지만 도움이 지나치지 않도록 청각장애 학생이 할수 있는 일은 스스로 하게 기회를 주는 것이 중요합니다.

짝이 되는 학생에게는 선생님께서 자주 격려하시고 칭찬해 주시면 많은 도움이 될 것입니다. 도우미 학생, 동료 자원봉사, 특별 친구 등의 제도를 활용해 보시는 것도 좋습니다.

조(모둠) 구성 및 조장 선택

교과수업 및 여가, 오락시간에 활용되는 모둠학습이나 협동학습 및 집단놀이 때에 청각장애 학생이 들어가는 조원 및 조장을 정할 때에는 청각장애 학생의 참여를 이해하고 격려할 수 있는 학생들을 선정해 주세요.

조별 경쟁은 조 안에서 청각장애 학생을 소외시킬 수 있는 계기가 될 수 있으므로 청각장애 학생이 한 조원이 되도록 기회를 제공한 것만으로는 부족합니다. 청각장애 학생이 있는 조의 경우 학업성취 점수나 게임 점수를 산출할 때, 기본 점수를 주거나 규칙을 수정하여, 청각장애 학생이 조원이 되어 점수가 낮아질 가능성을 보완할 수 있는 방법을 제공해 주십시오.

규칙 지키기

학급에서 지켜야할 규칙이 있다면 공평하게 모두에게 적용되어야 하고, 규칙을 위반할 경우 즉각적으로 지적되고 수정되어야 합니다. 그러므로 학급과 학교에서의 규칙을 따르는데 있어서 청각장애 학생이라고 예외를 두어서는 안 됩니다.

청각장애 학생이 듣지 못하여 일어날 수 있는 문제점 때문에 특별히 배려하여야 할 경우, 일반 학생들에게는 친구가 듣지 못하기 때문에 배려한다는 점을 설명해 주십시오.

🔊 모둠활동

모둠 활동시 주제나 규칙에 대해 정확하게 알게 해주고, 한번에 한사람씩 이야기 할수 있도록 하며, 모둠활동의 내용을 잘 이해하고 발표하거나 참여하고 있는지 관찰하는 것이 중요합니다.

여러 사람이 한꺼번에 말하면 대부분의 청각장애 학생들은 제대로 말을 잘 알아듣지 못합니다. 모둠 활동시 이야기를 나눌 때 한 번에 한 사람씩 말할 수 있도록 같은 모둠의 학생들에게 당부해주십시오.

🔊 수업 중 청각장애 학생에게 도움이 되는 방법

(사)한국난청인교육협회에서 청각장애 학생들을 대상으로 실시한 학교 생활 관련 설문조사에 따르면, 청각장애 학생들은 수업 시간에 다양한 시각 자료 활용과 영상 자료 제공시 자막이 함께 있는 것으로 준비, 그리고 천천히 말하거나 이해하지 못한 부분들에 대한 다시 말해달라는 부탁을 하고 있습니다.

수업 시에는 가능한 많은 시각적 보조물 즉 파워포인트나 영상을 이용하여 주시고 사정이 허용하면 인쇄물, 차트, 그림 등을 많이 사용하도록 해 주십시오.

칠판을 이용하기 위해 몸을 돌려 말씀하실 경우, 가능하면 돌아서서 다시 한 번 말씀해 주십시오. 왜냐하면, 대부분의 청각장애 학생은 선생님의 목소리와 입술 모양을 보면서 선생님 말씀을 이해하기 때문입니다.

청각장애 학생이 수업 내용을 이해했는지 가끔 수업 내용에 대한 질문을 통해 관심을 보여 주십시오. 알림장은 학생 스스로 쓸 수 있도록 지도해 주시고, 스스로 작성할 수 있는 여유 시간을 주시기 바랍니다.

Ⅲ.

작은 배려만 있으면, 함께 생활할 수 있어요

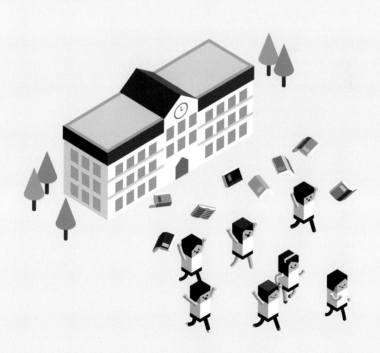

대부분의 많은 선생님께서는 학급이나 교실에서 청각장애 학생을 만나시게 되면 무엇을 어떻게 도와주어야 할 것인지, 어느 정도 배려해주는 것이 맞는 건지 고민하게 됩니다. 다행히 이전에 청각장애 학생을 만나본 경험이 있더라도 이번에 만난 학생의 양상은 전혀 다를수도 있어서 약간의 혼란을 경험하게 되기도 합니다. 어떤 선생님들은 다른 아이들과 똑같이 대하는 것이 맞지 않을까, 하고 말씀하시기도 합니다.

과연 어떤 것이 청각장애 학생들의 통합 교육을 잘 지도할 수 있는 방법일까요?

무조건 청각장애 학생들만을 도와주시라는 말씀도, 선생님께서 가지고 계신 교육관이나 철학을 완전히 바꾸시라는 이야기는 결코 아닙니다. 다른 학생들과 마찬가지로 청각장애 학생들에 대한 마음의 문을 열어주시면 됩니다. 청각장애 학생들은 억양이나 말투를 정확하게 이해하는 것이 어려운 대신, 시각 자극은 발달되어 있어서 선생님이나 친구들 표정 하나하나에 신경을 쓰고 오해를 하는 경우도 있습니다. 때로는 작은 움직임이나 변화에 민감하게 반응하는 학생들도 있습니다. 다른 학생들만큼 잘 해낼 수 있는 것은 격려해주시고 청각적인 문제로 어려움이 예상되는 부분은 미리 생각하셨다가 도움을 주시면 됩니다.

무엇보다 청각장애 학생들이 학교 활동에 참여할 수 있는 기회를 최대한 열어주십시오. 그 안에서 선생님과 친구들이 청각장애 학생을 위한 배려를 하겠다는 마음가짐만 있다면 청각장애 학생의 통합 교육의 첫 단추는 잘 채워진 것이라고 볼 수 있습니다.

1. 체험 학습 등 교내 · 외 활동

청각장애 학생에게 크게 무리가 되지 않는 범위 내에서 체험 학습과 같은 교내외 활동의 기회를 열어주시는 것이 좋습니다. 단, 물이나 충격에 약한 기기다 보니 수영장과 같이 인공와우나 보청기를 착용하기 어려운 상황이 있으나 방수팩 착용 등과 같은 부모님이 고민하는 부분에 대해서는 미리 협의하시는 것이 좋습니다.

체험학습 장소가 움직임이 많은 장소거나 놀이 동산인 경우에는 부모님들이 청각장애 학생의 인공와우나 보청기를 적절한 위치에서 움직이지 않게 잘 부착시켜서 보내는 경우가 많습니다. 만나는 약속시간이나 장소를 정해놓고 학생들끼리 체험을 하는 경우에는 청각장애 학생에게 시간과 장소 등을 잘 이해했는지 등을 반드시 확인하시는 것이 좋습니다. 청각장애 학생에게 우호적인 친구를 짝으로 배정하시는 것도 좋은 방법입니다.

줄을 세우거나 이동시에는 되도록 앞쪽에 학생을 배치하셔서 학생이 선생님의 말을 잘 듣고 확인할 수 있도록 하시는 것이 좋습니다. 혹은 특수교사나 특수교육 지원 인력 등의 도움을 받으시는 것도 필요합니다.

2. 교실에서 이루어지는 활동

교실 수업 상황에서는 선생님의 수업을 듣는 형태와 모둠 수업을 하는 형태로 크게 나뉩니다. 선생님의 수업을 들을 때, 청각장애 학생들이 자료 없이 수업을 들어야 할 경우에는 매우 어려움을 겪게 됩니다. 청각장애 학생들은 수준에 따라서 청각적 변별과 이해, 그리고 청각적 기억력 등이 매우 부족하기 때문입니다.

되도록 PPT (파워포인트)와 같은 시각 자료나 자막이 있는 영상 자료들을 활용해주시면 청각장애 학생들뿐만 아니라 일반 학생들의 이해의 폭도 높일 수 있을 것입니다. 특히, 실험이나 실습이 많은 과학 등의 과목은 더욱 그렇습니다. 실험 방법 등을 미리 숙지하도록 할 때 청각장애 학생들이 잘 듣고 이해했는지 과정을 확인해보는 것이 좋습니다. 실험 방법 등을 파워포인트나 시각화된 자료들로 작성해서 알려주시면 많은 도움이 됩니다.

3. 소통의 어려움

학교에서 이루어지는 학습 등 모든 과정은 소통이라고 해도 과언이 아닙니다. 청각 장애 학생들은 모둠 수업의 경우 친구들의 말을 제대로 알아듣기 어렵고, 학습 이외의 지시나 알림 사항 등에 대한 소통이 제대로 이루어지지 못하는 경우이 많습니다. 그래서 중요한 내용은 칠판에 적을수 있도록 해주시고 학교 생활을 전반적으로 도와줄 수 있는 짝꿍, 도우미 친구 등을 정해주시면 좋습니다.

처음 학교 생활을 시작하는 초등학교 저학년이나 교과 수업이 많아지는 중학교 이상의 경우 더욱 도움이 절실한 경우가 많습니다. 고학년 이상의 청각장애 학생들은 과제나 수행평가 등을 놓치는 경우가 많아 성적 등에 뜻하지 않는 손해나 피해를 보기도 합니다.

한 번에 여러 명이 말하면 청각장애 학생은 제대로 모둠 활동을 따라가기가 쉽지 않습니다. 모둠 친구들에게 이러한 주의 사항을 알려주시고 그 모둠이 청각장애 학생이 들어가 참여하는 것 때문에 모둠원들이 특별한 불이익을 받지 않도록 선생님께서도 배려해주시면 감사하겠습니다.

4. 감정, 공감, 이해의 어려움

상대방의 마음을 이해한다는 것은 사람들이 자신과는 별개의 생각을 가질 수 있다는 믿음, 감정에 대한 지식이 필요합니다. 이는 타인의 마음을 이해하고 그들의 행동을 예측하기 위해 꼭 필요한 지식이며 타인과의 상호작용에 매우 중요한 지식, 소통하기 위하여 꼭 필요합니다.

많은 연구에 따르면 언어발달이 정상 범주에 있다고 할지라도 청각장애 학생들은 다른 사람의 마음을 이해하고 공감하는 능력은 상대적으로 부족하다고 합니다. 따라서 같은 상황에서 어떻게 대처해야하는지 파악이 어렵거나 적절하게 마음을 이해하고 대응하기는 쉽지 않습니다. 그러한 특성 때문에 친구나 선생님들과의 관계에서 친구나 선생님들이 '청각장애 학생들은 이해되지 않는다'며 많은 어려움을 호소하기도 합니다.

여러 이유가 있겠지만 청각장애 학생들은 청각의 어려움으로 감정의 이해가 상대적으로 부족한 경우가 많습니다. 일반적으로 말 자체보다 억양, 엑센트, 뉘앙스 등으로 언어를 이해해야 할 때가 많은데 청각장애 학생들은 그 자체가 쉽지 않습니다. 넘어져서 아픈 상황에서 웃거나 다른 학생들이 벌을 서는 과정에서 어색해하는 경우가 있습니다. 선생님이 화를 내는 상황에서 학생들이 눈치를 보는데도 청각장애 학생들은 전혀 눈치를 보지 않기도 합니다. 또한, 감정 어휘가 세부적이지 않아서 오해를 불러일으키기도 합니다.

감정은 오감으로 받아들이고 이해합니다. 따라서 청각 기관의 결손은 감정 이해의 어려움이라는 또 다른 문제를 야기합니다. 따라서 청각장애 학생들이 가진 공감 능력의 부족을 오해하지 마시고 이해해주시면 감사하겠습니다.

5. 반 친구들도 함께 격려해주세요

청각장애 학생이 같은 반에서 수업을 한다는 것은 함께 공부하는 다른 학생들에게도 쉽지 않는 일입니다. 청각장애 학생들을 배려해야하고 그로 인해서 사소한 갈등 상황이나 부딪힘이 생기기도 합니다.

함께 하는 친구들이 청각장애 학생들에게 적절한 행동이나 배려하는 모습을 보여준다면 칭찬해주시고 격려해주십시오. 청각장애 학생들을 놀리거나 부정적인 행동을 하는 친구들도 있지만 그중에 청각장애 학생들을 돕는 친구들도 많습니다.

특히, 청각장애 학생을 돕는 친구들에 대한 선생님이나 반 친구들의 좋은 피드백은 다른 친구들에게 긍정적인 영향을 미칠 수 있습니다. 반 친구들도 격려해주셔서 더불어 함께 지내는 학급 분위기가 될 수 있도록 도움 부탁드립니다.

학교 생활 tip

〰 알림장이나 중요한 내용은 칠판에 적어 주세요

청각장애 학생은 학교의 중요한 전달사항을 놓치는 때가 종종 있습니다. 선생님께서 가끔 청각장애 학생의 알림장을 확인해 보시면 의사전달 정도를 파악하실 수 있으며, 이를 바탕으로 효과적인 지도 방법에 대한 힌트를 얻을 수 있습니다.

또한 선생님께서 교과 수업시간에 핵심이 되는 내용을 칠판에 적어 주시면 청각장애 학생의 학습능력 향상에 큰 도움이 됩니다. 단어나 문장을 간단히 필기해 주시면, 그를 바탕으로 선생님 설명을 이해하는데 도움을 받을 수 있습니다.

〰 받아쓰기를 할 때는 이렇게 해 주세요

초등학교에서는 듣기 및 쓰기 능력 향상을 위해서 받아쓰기 시험을 치르는 경우가 많습니다. 청각장애 학생들은 받아쓰기 시험을 앞두고 가정에서 부모와 함께 사전 연습을 합니다. 선생님께서는 청각장애 학생이 선생님 입을 잘 볼 수 있도록 배려만 해 주시면 됩니다.

〰 반에서 역할과 책임을 주세요

자립은 장애 학생들에게 큰 도전과제입니다. 청각장애 학생들도 예외일 수 없습니다. 그래서 반친구들이나 선생님의 지나친 친절은 청각장애 학생들의 자립에 방해가 되기도 합니다. 학급에서 작은 책임이나 역할을 주는 것도 좋습니다.

📶 청각장애 학생과 규칙적인 면담의 시간을 가지세요

청각장애 학생들은 어떤 도움을 어떻게 주어야 하는지 짧은 시간 안에 정확하게 표현하지 못하는 경우가 많습니다. 그리고 다른 아이들보다 소통에 긴 시간을 필요로 하기도 합니다. 따라서 청각장애 아이들이 어떤 어려움이 있는지 어떤 도움이 필요한지 대화하는 시간을 가지는 것이 꼭 필요합니다.

IV.

선생님들이
많이 하시는 질문
Q & A

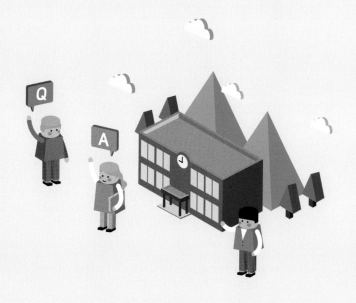

학급에 청각장애 학생이 배치되면 선생님들은 막연한 기대와 두려움을 가지게 됩니다. 실제로 학급을 운영하는 동안에도 많은 고민에 빠지게 됩니다. 잘 못 듣는 문제를 생각했었는데 그 외의 많은 일들이 학급에서 일어난다는 것을 경험하게 됩니다. 친구들과의 갈등, 학습 상황의 어려움, 소통의 어려움 등 청각장애 학생 한 명으로 인해서 일어나는 문제는 너무도 많고 다양하게 느껴집니다.

(사)한국난청인교육협회에서는 찾아가는 청각장애 이해교육을 통해서 전국의 교육청, 특수교육지원센터, 어린이집, 유치원, 초등학교, 중학교, 고등학교에 다니는 청각장애 학생들과 청각장애 학생들을 가르치는 선생님을 만났습니다. 그 과정에서 가장 많이 듣고 가장 많이 어려움을 느끼시는 사례들을 중심으로 각 학교와 학급에서 만나는 청각장애 학생들을 통해 가지는 선생님들께서 가지는 궁금한 점들을 이 부분에 담았습니다.

현장에 계신 선생님들께서 이번 장에 실린 여러 질문과 답을 통해서 학급에서 만나는 청각장애 학생들을 이해하는데 작은 도움이 되었으면 합니다. 청각장애 학생들을 위해 더 궁금한 내용이 있으시거나 청각장애 이해를 위한 학생 및 교사 교육이 필요하다면 언제든 (사)한국난청인교육협회로 문의주십시오.

Q 청각장애 학생이 말을 할 수 있습니까? 난청인데 어떻게 말을 알아들을 수 있습니까?

A 청각장애 학생들의 대부분은 언어를 배우기 이전에 청각장애의 진단을 받았습니다. 그 후 보청기나 인공와우 수술을 받고 오랫동안 언어 재활을 받고 학교에 입학하게 됩니다.

이러한 언어재활훈련 과정은 듣기 훈련, 방향성 훈련, 그리고 소리의 이해부터 구어의 표현까지를 단계별로 강도를 높여가며 진행됩니다. 이러한 장기간의 재활훈련을 통해서 일반인과의 의사소통이 가능해지게 됩니다.

입말의 구사 정도와 듣는 능력은 개인마다 차이가 있을 수 있습니다. 청각장애인이 자신의 청각 보장구에 잘 적응하고 재활훈련에서도 큰 성과를 보이는 경우에는 아주 시끄러운 환경이 아닌 한, 입모양을 보지 않고 음성만으로도 대화가 가능하며 소음속에서 전화통화도 할 수 있습니다.

하지만 청각장애 학생의 듣기 상황이 어려운 경우나 다른 장애를 같이 가지고 있는 경우 등 여러 다른 상황에서 듣기에는 많은 어려움이 있을 수도 있습니다. 그런 경우 조금만 도와주시고 격려해주신다면, 아동이 듣기에 집중하는 상황은 많이 달라질 수 있습니다.

Q 청각장애 학생이 얼마나 들을 수 있어요? 큰 소리로 말하면 더 잘 듣나요? 마이크를 사용하면 더 잘 듣지 않을까요?

A 청각장애 학생의 듣기 능력은 개인별 차이가 있습니다. 큰 소리로 말한다고 해서 언어 변별력에 좋은 조건을 제공한다고는 할 수 없습니다. 오히려 정상 수준의 크기로 얼굴을 마주하고 대화하는 것이 더 효과적입니다.

앰프 또는 카세트 레코더 등의 음향기기를 통해서 나오는 소리는 기계음이라서 청각장애 학생이 듣기에는 오히려 쉽지 않습니다. 마찬가지로 영상에서 나오는 소리도 마찬가지입니다. 그래서 학교에서 나오는 방송의 경우 한번 더 육성으로 말해주셔서 학교공지내용을 같이 들을 수있도록 부탁드립니다.

보청기와 인공와우는 시끄럽지 않은 환경에서는 1대 1 상황에서 최대의 성능을 발휘할 수 있습니다. 시끄러운 환경 또는 교실에서 선생님의 말씀을 곧바로 청각장애 학생이 들을 수 있도록 하는 첨단 보조 장치인 FM시스템 혹은 호주산 인공와우기기 회사(코클리어)의 보조기기인 미니마이크를 사용하는 것입니다. 미니마이크는 FM시스템와 같은 기능을 합니다.

선생님 옷에 소형 마이크를 부착하시고 말씀을 하시면 일정한 강도의 음성이 잡음없이 청각장애 학생의 청각보장구에 직접 전달됩니다.

그러나 이 보조장치를 개인이 구입하기에는 고가입니다. 청각장애 학생이 있을 때 FM수신기 혹은 미니마이크를 사용하는지 확인해주시기 바랍니다. 만약 보조장치를 사용하지 않는 경우 수업 내용을 통한 질문으로 이해 정도를 확인해 볼 수 있습니다.

Q 좌석배치를 어떻게 해야 할까요? 청각장애 학생에게 물어 보면 잘 들린다고 말해요. 그런데, 부모님은 뒤쪽에 앉으면 안 된다고 하세요. 다른 학생들은 모둠별로 자리를 이동하는데 정해진 자리에 앉게 하는 것이 그 학생에게 좋은 걸까요?

A 잘들리냐는 질문에 대부분 청각장애 학생의 대답은 "네"입니다. 하지만 구체적인 질문을 해보면 내용 파악이 되지 않았거나 중심내용을 놓치는 경우가 많습니다.

교실 내에서 청각장애 학생들의 좌석 배치는 결국 선생님의 얼굴과 표정을 얼마나 잘 볼 수 있게 하느냐는 것과 관련됩니다. 특별한 배려가 아니라 학생의 학습권과 연관이 된다는 것입니다.

학급 운영에 큰 문제가 없으시면 선생님을 잘 볼 수 있는 자리를 우선 배정해 주시면 됩니다. 상황에 따라서 좌석을 이동하는 것이 더 효과적일 때에는 이동의 폭을 어느 정도로 할 것인가를 부모님과 의논해서 정해주시면 좋겠습니다. 특히, 모둠 활동이 있는 경우에도 청각장애 학생이 선생님을 잘 볼 수 있는 위치에 배치하는 것이 좋습니다.

가장 이상적인 청각장애 학생의 좌석은 양측 분단을 제외한 두 번째줄에서 수평이동 정도가 가장 좋습니다. 만약 청각장애 학생의 키가 커서 뒷자리의 학생이 불편을 겪게 되면 그것 또한 바람직하지 않으므로 이 경우에는 양측 두 번째 열에 앉도록 해 주시면 좋겠습니다.

Q 멀티비전, 카세트를 이용해 듣기 수행평가, 받아쓰기, 음악 듣기평가를 해야 하는데 어떻게 해야 할까요?

A 일반 학생의 듣기 능력을 향상시키거나 특정 수행평가를 위해서 음향기기를 이용하는 때가 자주 있습니다. 일반 학생들에게는 자연스러운 학습과정의 하나에 지나지 않지만 청각장애 학생에게는 매우 어렵습니다. 교육의 기회 균등의 원칙에 따라 청각장애 학생에게는 이러한 듣기와 관련된 어려움을 인정해주셔야만 동등한 조건의 평가라 할 것입니다.

음악의 듣기 평가는 다른 과제로 대체하시면 됩니다. 때때로 청력이 양호한 편이거나 청능 재활 훈련이 아주 성공적으로 이루어진 학생들 중에는 노래 듣기나 음악 듣기가 가능하기도 합니다. 대부분의 경우는 음악을 듣거나 감상하는 평가도 어려운 경우가 많습니다.

청각장애 학생은 박자 개념은 훈련을 통해서 익힐 수는 있으나 음정을 정확히 구사하기에는 한계가 있습니다. 악기 실기평가는 가정에서 반복 훈련을 통해서 충분히 수행 할 수 있으므로 일반 학생들의 수준에는 미치지 못할 수 있으나 관악기, 타악기, 현악기 등의 연주는 가능합니다.

Q 청각장애 학생이 말은 잘 하는데 노래는 왜 못하는 건가요?

A 청각장애인이 말을 할 수 있으려면 인공와우나 보청기를 통해서 듣는 소리와 입과 혀의 모양 간의 상관관계를 이해할 때 까지 반복훈련을 거쳐야 가능한 경우도 있습니다.

청각장애 학생은 어릴때부터 재활교육을 거쳐 청각보장구를 통해서 소리의 크고 작음을 구분할 수 있으며 이조차도 어려운 경우도 많습니다. 따라서 노래와 같이 소리의 연속적인 높고 낮음, 음색까지는 변별하기는 결코 쉽지 않습니다.

청각장애 학생들이 보청기나 인공와우 장치를 통해서 듣는 소리는 일반인들이 듣는 것과는 전혀 다른 상태의 소리입니다. 이렇듯 노래 듣기가 어렵다보니 노래 부르기는 더욱 어렵습니다. 특히 말소리를 듣는 것을 위주로 와우나 보청기가 조절되어 있는 경우가 많으므로 음악 등 다른 소리들의 변별력은 이에 비해 훨씬 떨어지는 것이 사실입니다.

Q 인공와우 이식수술을 받으면 보청기보다 더 잘 듣는다고 하는데 얼마나 더 잘 들을 수 있어요? 보청기와 인공와우의 차이는 무엇인가요?

A 청각장애인으로 판정받게 되면 청력 검사의 결과가 어느 정도인가에 따라 재활에 더 적합한 보장구를 선택하게 됩니다. 일반적으로 70 dBHL 이하인 경우는 보청기를 착용하고 그 이상의 고도 난청인 경우에는 인공와우를 권장하고 있습니다.

어느 보장구가 더 잘 듣는가는 재활교육의 성과에 따라 결정되며 반드시 인공와우 이식수술을 한다고 해서 더 잘 들을 수 있다고는 할 수 없습니다 하지만 대부분 청력이 나쁜 경우에는 상대적으로 인공와우가 어느 정도의 우위는 있다고 보고되고 있습니다.

인공와우는 수술로 내부 기계를 머리에 이식하게 되므로 머리에 이식된 내부장치에 충격이 가해지지 않도록 유의해야 합니다.

Q 청각장애 학생이 말을 할 때 먼저 사람을 치면서 말하거나 자꾸 자기 말만 할 때가 있어요. 어떻게 해야 할까요?

A   청각장애인은 상호 얼굴을 마주보고 대화하는 방법으로 재활교육을 받기 때문에 상대방이 등지고 있거나 주의를 끌고자 할 때는 손으로 톡톡 치는 방법으로 먼저 시선을 유도하는 행동을 하는 경우도 있을 수 있습니다.

  그런 행동이 상대방에게 정도를 지나칠 정도이거나 빈번한 경우 적절한 지도를 해주시기 바랍니다. 특히 손을 치는 강도가 센 경우에는 때린다는 오해를 받기도 합니다. 이와 함께 학부모와 상의하셔서 가정에서도 그런 행동을 바로잡을 수 있는 교육이 병행되도록 해 주시면 효과적이겠습니다.

  아울러 친구들에게도 청각장애 학생의 소통적 어려움을 설명해주셔서 불필요한 오해가 생기지 않도록 도움을 주시면 감사하겠습니다.

Q 청각장애 학생이 다른 학생을 자꾸 일러요. 수업 중에 자꾸 교사에게 질문을 하거나 교단 앞으로 나오기도 해요.

A 청각장애 학생은 자아가 형성되면서부터 자신이 일반학생과는 다르다는 것을 알게 됩니다. 성장 과정 중에 일시적으로 자기 스스로에 대한 의문과 가족 간에도 갈등이 생기기도 하지만 대부분 일반학생과의 통합과정을 무리 없이 수행해 나가는 성숙함을 보여 줍니다.

위의 질문과 같은 행동은 일종의 피해의식과 함께 일반학생들의 관심권에서 이탈되지 않으려는 의식이라고 봅니다. 한 학급에 청각장애 학생이 한 명만 있는 경우에는 이런 행동은 쉽게 나타날 수 있습니다. 한 학급에 다수의 청각장애 학생이 있는 경우, 또는 특수학급에서도 상호 간의 관계가 상대적으로 강하게 작용하여 위와 같은 사례가 나타날 수 있습니다. 이때에는 청각장애 학생의 사회성 계발 측면에서 가정에서의 교육을 강화시키는 방향으로 유도해 주십시오.

학급의 원활한 운영과 학습 분위기 유지를 위해서 다소 번거로우시겠지만 그때마다의 적절한 지도가 요구됩니다. 청각장애 학생의 이러한 행동이 단기에 시정되지 않는 경우 학부모와 상의하셔서 가정에서 적절한 교육이 이루어질 수 있도록 해 주시기 바랍니다.

Q 청각장애 학생이 말을 하지 않거나 뭐라고 말하는지 잘 알아들을 수 없을 때는 어떻게 해야 할까요?

A 　듣기 상황의 어려움 유무 또는 재활교육의 성취도 정도에 따라서 말을 잘 구사하는 학생이 있는가 하면 일반인이 알아들을 수 없는 정도로 발음이 부족한 학생도 있습니다. 대부분의 경우에는 대부분 한 학기를 지나면 그 뜻을 헤아리는 데 전혀 문제가 없는 경우가 많습니다.

　두 번 정도 다시 말해 볼 것으로 유도하시고 그래도 선생님께서 이해하시는 데 한계가 있는 경우에는 조금은 불편하시겠지만 필담을 이용하는 방법도 있습니다. 혹은 의사소통의 좋은 방법은 부모님과 의논해보시면 좋은 해결방안을 찾을 수 있습니다.

　무엇보다 의사소통을 위해 열심히 노력하시는 선생님의 마음과 노고가 통한다면 학급 내 친구들이나 선생님과의 소통에 큰 어려움은 없을 것입니다.

Q 교사가 야단을 치거나 불리한 말을 하면 못 들었다고 발뺌하는 경우가 있어요. 정말 못 들은 걸까요?

A 통상적으로 칭찬은 표정과 억양에서 쉽게 그 내용을 인지할 수 있습니다. 반면에 개인 혹은 집단적인 비판과 비난이 있는 때에는 억양이 높아지고 말 역시 빠르게 진행됩니다. 이러한 분위기에서 청각장애 학생의 인지도는 현저히 낮아지기 때문에 그의 정확한 내용을 파악하지 못하는 것이 일반적인 현상입니다.

모든 청각장애 학생이 다 그렇지는 않지만, 간혹 자기가 알고 있다는 사실이 자신에게 불리하다고 판단되면 이를 부정하는 사례도 있게 됩니다. 이것은 일반학생들이 성장과정에서 겪는 내면의 갈등과 큰 차이가 없습니다.

위 질문과 같은 상황에서는 곧 바로 거짓 여부를 판단하시는 것보다는 두 가지의 가능성 모두를 따져 볼 필요가 있습니다. 즉, 실제 듣지 못하였거나 알고 있었으면서도 부인하는 경우입니다.

전자의 경우에는 다그치시는 것보다는 다시금 정보를 정확하게 전달해 주시는 것이 바람직합니다. 선의의 부정이 아닌 악의적 또는 고의적 부정인 것이 확실하면 이 역시 학부모와의 상담을 통해 가정과 학교가 연계하는 가장 효과적인 방법을 찾아보는 것이 좋습니다.

Q 학생들 간의 다툼이 있거나 의사소통이 되지 않을 때 교사가 개입하면 어느 한 쪽을 편드는 것처럼 보인다고 합니다. 때로는 서로가 잘못이 없다고 주장하는데 어떻게 하면 좋을까요?

A 　장애의 유무를 떠나 한창 자라는 학생들 사이에서의 갈등에 교사가 개입하는 경우에는 객관성을 유지하는 것이 관건일 것입니다. 일반적으로 초등학교 고학년이나 중학교 이상의 경우 잘잘못에 대한 교사의 판단이 모두를 만족시키지는 못하는 경우가 많습니다.

　오히려 청각장애 학생들의 많은 경우에 상대방 학생들이 "장애인이라 편든다"와 같은 논리를 펴는 경우들도 많아서 선생님들을 당황하게 하기도 합니다.

　청각장애 학생과 일반 학생과의 다툼 역시 다른 아이들과의 다툼과 다를 바 없습니다. 청각장애 학생이라고 해서 특별히 편의를 봐주실 필요도 없습니다. 서로간의 입장에 대해 듣고 이야기 하면서 다툼 뒤의 화해를 어떻게 이끌어 낼 것인가에 초점을 맞추시면 됩니다.

Q
청각장애 학생은 선생님보다는 짝을 의지하려는 경우가 많아
요. 교사가 말하는데 짝의 얼굴만 봐요.

A
　　선생님 말씀을 제대로 파악하지 못할 때 나타나는 자연스러
운 반응입니다. 아무래도 짝을 통해서 듣는 말을 이해하기가 더
용이하기 때문입니다. 짝에게만 의지하는 경향이 점차 심화되
면 청각장애 학생 본인의 홀로서기는 물론 짝에게도 큰 부담이
될 수 있습니다.

　　필요하신 경우 주의를 환기시키고 자꾸 선생님을 주목하는
습관을 기르도록 지도해 주시기 바랍니다. 그리고 짝의 어려움
은 없는지 챙겨봐주시고 살펴보시는 것이 좋습니다.

Q 수업내용을 제대로 이해하고 있는지 궁금해요. 일반학생에게 초점을 맞춘 수업이 청각장애 학생에게는 너무 힘들지 않을까요?

A 청각장애 학생이 말을 사용한다는 것 자체는 자식을 양육하는 부모의 입장에서 보면 하나의 작은 기적입니다. 일반 학급에서 교육을 받는 것은 궁극적으로 우리 사회에 완전하게 통합하고자 함이며 그 과정을 한 단계씩 거치고 있는 것입니다.

일반적으로 청각장애 학생의 가정에서는 교과서 중심의 내용은 미리 파악하고 수업에 임하도록 하는 경우가 많습니다. 혹시 교과서의 내용에 벗어나 선생님께서 중요한 내용을 부가하여 다루실 때에는 칠판에 그 내용의 핵심을 기록해 주시고 청각장애 학생이 주의를 기울여 볼 수 있도록 지도해 주시면 충분합니다.

청각장애 학생은 어릴 적 아무것도 듣지 못하는 때부터 시작하여 말을 할 수 있게 될 때까지의 힘든 과정을 이겨냈기 때문에 일반학급에서 교육을 받는 과정에서 겪는 다소의 어려움은 어렵지 않게 극복할 수 있는 능력을 가지고 있다고 생각하시고 격려해주시면 감사하겠습니다.

선생님께서 청각장애 학생의 어려움을 헤아리시어 따뜻한 격려를 아끼지 않으시면 학생에게는 무엇과도 바꿀 수 없는 큰 힘이 될 것임을 확신합니다.

행복의
들판에다

한국난청인교육협회

V.

청각장애 학생들을 이렇게 도와주세요

요약본

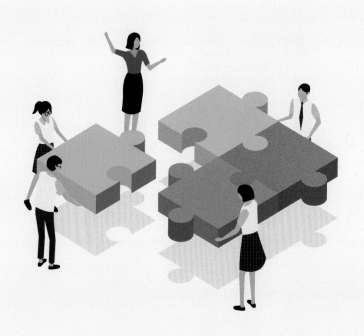

청각장애란?

청각장애란 청각기관의 이상에 의하여 정상적으로 듣지 못하는 경우를 말하며 그 원인은 다양합니다. 청각장애는 청력의 문제뿐 아니라, 언어발달, 의사소통, 사회적응, 학업성취에도 어려움을 겪고 있습니다.

통합교육이란?

장애를 가진 학생과 비장애학생들이 함께 생활하고 배움으로써 서로를 이해하고 편견없이 상호 협조하면서 성장할 수 있도록 하기 위하여 장애학생들과 비장애학생들을 일반 학교에서 함께 교육시키는 것을 말합니다.

단순히 장애를 가진 학생을 일반학교에 배치하는 것만으로는 통합교육이 제대로 이루어졌다고 볼 수 없습니다. 통합교육에서 중요한 점은 장애학생과 비장애학생이 서로 이해하고 배려하면서 충실한 상호작용이 일어날 수 있도록 하여 모두가 배우고 성장할 수 있는 여건을 만드는 것입니다. 그러기 위해서는 먼저 장애인에 대한 부정적 인식이 개선되어야 하고, 통합교육의 중요성에 대한 충분한 이해 역시 필요합니다.

청각장애인에게 도움을 주는 청각보장구의 종류

● 인공와우란?

달팽이관에서 소리를 듣는 유모세포가 손상되거나 상실되어 제 기능을 하지 못할 때 그 기능을 대행하게 하는 전기적 장치를 말합니다. 즉 인공와우 이식은 보청기나 다른 보조도구로는 소리를 감지하는데 큰 도움을 받지 못하는 경우에 시행되며, 청신경에 전기적 자극을 직접 제공해줌으로써 청각기능을 회복하고 의사소통에 도움을 주게 됩니다.

● 보청기란?

보청기는 소리를 크게 만들어 수술을 하지 않고도 청각장애를 극복할 수 있도록 하며, 귀 안이나 귀 뒤에 착용합니다. 청각 손상 정도가 심하지 않은 난청의 경우에는 보청기가 도움을 줄 수 있으나 고도 난청인 경우에는 보청기의 도움을 받는 데에 한계가 있습니다.

● FM시스템이란?

FM시스템은 송신기와 수신기를 통하여 교사의 음성이 직접 청각장애 학생의 보청기기로 전달이 되도록 만들어주는 장치입니다. FM시스템을 사용하면 인공와우나 보청기를 착용한 학생과 멀리 떨어져 있는 경우라도 가까운 곳에서 이야기하는 것처럼 들려 청각장애 학생의 학습효과를 높이고 수업의 집중도를 높여줍니다.

청각장애 학생과의 대화 방법

- 1:1로 말할 때는 가능한 한 마주 보고 이야기 하고 너무 크지도 작지도 않게 보통의 크기로 말하되 아동이 쉽게 이해할 수 있도록 분명하고 바른 입모양으로 말합니다
- 청각장애 학생과의 대화는 가능한 소음이 없는 곳에서 합니다. 소음 속에서는 상대방의 말을 알아듣기가 더 힘이 듭니다.
- 자연스러운 제스처는 대화에 도움이 됩니다.
- 청각장애 학생 발음이 불완전하거나 다소 어색한 발언을 하더라도 격려해 주셔서 자꾸 말할 의욕을 북돋아 주시기 바랍니다.

🔔 성공적인 통합교육을 위한 지도 방법

- FM시스템이나 문자 통역 등 보조기기를 적극 활용해주십시오

- 각종 교내외 활동에 활발히 참여하도록 배려해주십시오.

- 거리가 너무 멀지 않고, 얼굴 표정과 입 모양이 잘 보이는 자리에 청각장 애 아동을 배치시켜 주십시오.

- 짝은 청각장애 학생에게 특별히 관심을 보이거나 남을 잘 도와주는 품성 의 학생으로 배정해주세요.

- 모둠학습이나 협동학습 및 집단놀이 때에 청각장애 학생이 들어가는 조 원 및 조장을 정할 때에는 청각장애 학생의 참여를 이해하고 격려할 수 있는 학생들을 선정해 주세요.

- 학급에서 지켜야할 규칙이 있다면 공평하게 모두에게 적용되어야 합니 다. 그러므로 학급과 학교에서의 규칙 준수에 청각장애 학생이라고 예 외를 두어서는 안 됩니다.

- 수업 시에는 가능한 많은 시각적 보조물을 이용하여 주시고 사정이 허용 하면 인쇄물, 차트, 그림 등을 많이 사용하도록 해 주십시오.

- 수업시간에 핵심이 되는 내용을 칠판에 적어 주시면 청각장애 학생의 학 습능력 향상에 큰 도움이 됩니다.

- 듣기평가 시에는 해당교육청에 청각장애 학생용 듣기평가 지문 자료를 요청하면 제공됩니다.

- 학우들에게 청각장애 학생의 보장구(인공와우, 보청기 등)의 착용사실과 그 필요성에 대하여 이해시켜 주시기 바랍니다.

VI.

사단법인
한국난청인교육협회
소개

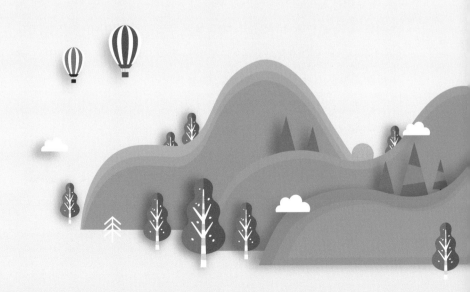

청각장애 학생들을 위한 도움을 받을 수 있는 방법

(사) 한국난청인교육협회의

"찾아가는 청각장애 인식개선사업"

(사)한국난청인교육협회의 청각장애 인식개선사업은 유치원 또는 어린이집 ~고등학교까지 학급내 교육과 전교생 대상 교육, 교사 교육 모두 가능합니다. 청각장애 학생이 있는 교실로 직접 찾아가는 형태로 이루어져 있으며 청각장애 를 제대로 알려주고 친구들이 어떻게 도와주어야할지 학년별 연령별로 다르게 구성된 수업을 합니다.

특히, 교사교육의 경우 한국장애인고용공단의 직장 내 장애인식교육 강사 과정을 이수한 강사가 파견되며, 직장 내 장애이해교육의 법적 의무 시간으로 인정받을 수 있습니다.

수업 시에 청각 기관 이해, 보장구 확인 및 보청기 실제 착용 등 청각과 청 각장애에 대한 지식을 게임 및 노래 부르기 등을 통한 학생들의 참여를 유도해 전문성과 이해도 면에서 만족도가 매우 높은 수업입니다. 또한 청각장애 재활 전문가(청능사, 언어재활사, 특수교사 등), 청각장애 부모 등이 소정의 교육 과 참관 과정을 거쳐 강사로 참여하고 있습니다.

수업이 필요하신 학교나 학급에서는 (사)한국난청인교육협회 사무국으로 언제든 연락주시기 바랍니다.

(사)한국난청인교육협회	TEL : 070-8982-0862 FAX : 02-6190-4213 E-mail : soriworld@bizmeka.com

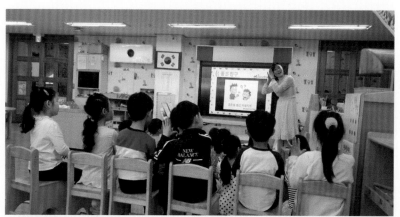

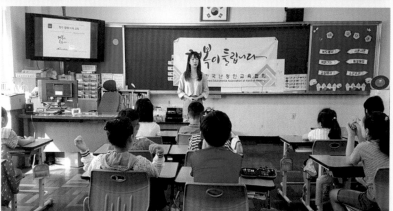

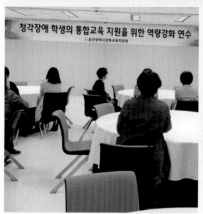

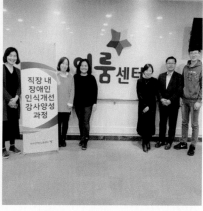

이외에도

(사) 한국난청인교육협회는

말로 **소통**하는 **청각장애인**을 위한
교육방법 및 **제도연구**, **정책제안**,
통합교육을 **지원**하는 **사업**을
진행하고 있습니다.

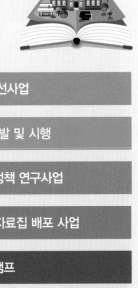

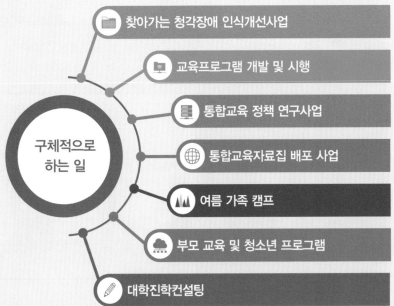

찾아가는 청각장애 인식개선사업

교육프로그램 개발 및 시행

통합교육 정책 연구사업

구체적으로
하는 일

통합교육자료집 배포 사업

여름 가족 캠프

부모 교육 및 청소년 프로그램

대학진학컨설팅

(사)**한국난청인교육협회** 연혁

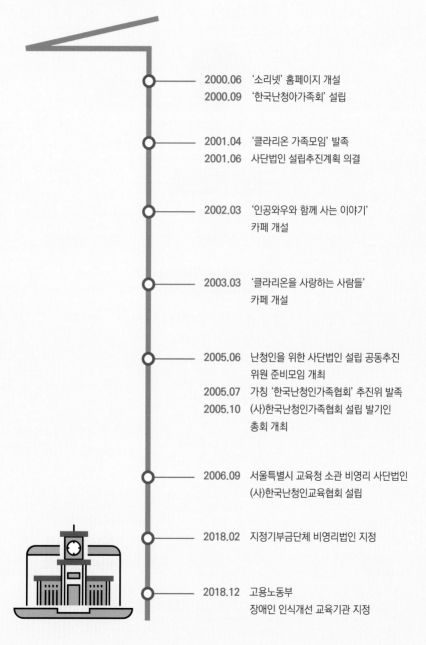

2000.06 '소리넷' 홈페이지 개설
2000.09 '한국난청아가족회' 설립

2001.04 '클라리온 가족모임' 발족
2001.06 사단법인 설립추진계획 의결

2002.03 '인공와우와 함께 사는 이야기'
카페 개설

2003.03 '클라리온을 사랑하는 사람들'
카페 개설

2005.06 난청인을 위한 사단법인 설립 공동추진
위원 준비모임 개최
2005.07 가칭 '한국난청인가족협회' 추진위 발족
2005.10 (사)한국난청인가족협회 설립 발기인
총회 개최

2006.09 서울특별시 교육청 소관 비영리 사단법인
(사)한국난청인교육협회 설립

2018.02 지정기부금단체 비영리법인 지정

2018.12 고용노동부
장애인 인식개선 교육기관 지정

(사)**한국난청인교육협회** 조직구성

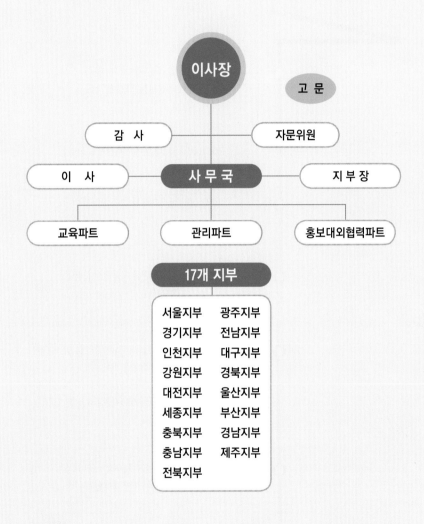

이사장

고 문

감 사

자문위원

이 사

사 무 국

지 부 장

교육파트

관리파트

홍보대외협력파트

17개 지부

서울지부	광주지부
경기지부	전남지부
인천지부	대구지부
강원지부	경북지부
대전지부	울산지부
세종지부	부산지부
충북지부	경남지부
충남지부	제주지부
전북지부	

후원계좌 │ 국민은행 **476137-01-016483** (사)한국난청인교육협회

개인 및 정기기부 항상 받습니다.

(사)**한국난청인교육협회** 주요사업

PROJECT 1
여름가족캠프

청각장애자녀를 둔 부모와 청각장애 가족의 역량강화를 위한 캠프가 매년 5월에 열립니다.
각종 체험프로그램, 기기 및 의료정보 관련 교육과 선배 부모와의 만남을 통해 정보교류와
힐링의 시간을 갖습니다.

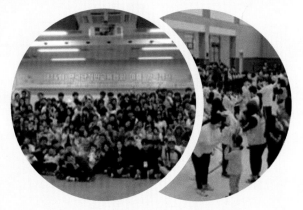

PROJECT 2
통합교육 자료집 발간

'청각장애 학생을 위한 성공적인 통합교육 지침서' 일반 학교로 통합한 청각장애 학생을 위한
부모와 교수가 함께 읽으면 좋은 안내서입니다.

* 포털사이트 검색창 및 서점에서
  '성공적인 통합교육 지침서'
  검색 후, 구매가능

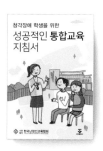
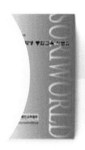

PROJECT 3
찾아가는 청각장애 인식개선사업

각 교육청 교사 교육, 직무 연수를 비롯하여 각 학교의 학급별, 학년별, 전교 학생 대상 교육
및 교사 대상 교육 등으로 진행됩니다. 학교로 찾아갈 때는 전국 공통의 강의 자료를 기반으로
각 학교별 아이들의 특성을 파악한 개별 맞춤형 프로그램으로 진행됩니다.

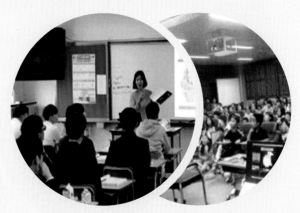

PROJECT 4
청각장애 인식개선사업 강사과정

찾아가는 청각장애 인식개선교육을 위한 전문가 양성 과정으로 협회만의 체계화된 맞춤형
커리큘럼으로 각 교육청별 컨설팅이나, 이해 교육 등 다양한 구성의 교육을 진행합니다.

* 교육 이수 후, 수료증 발급

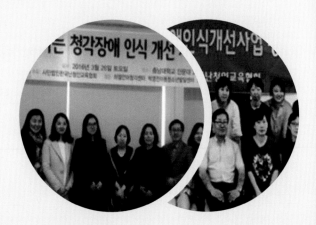

PROJECT 5
청각장애 학생들을 위한 교육 프로그램

진로캠프 / 대학탐방
스킨스쿠버 / 생존수영
국립극단과 함께하는 '연극수업'
속닥속닥 '그림책 읽기'
스피치대입특강 / 고입특강

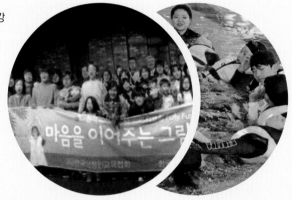

PROJECT 6
부모 / 전문가 교육

학령기 단계별 신입 부모교육
각종 주제별 교육 / 지부 모임
말 지각 발달 검사도구(KNISE-DASP) 워크샵
그림책읽기 강사과정

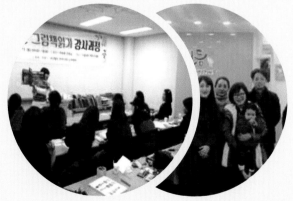